MÉMOIRE

SUR

L'EXTENSION SIGMOÏDE ET LA FLEXION,

DANS LE TRAITEMENT

DES DÉVIATIONS LATÉRALES DE L'ÉPINE;

LU A L'ACADÉMIE ROYALE DE MÉDECINE, LE 15 NOVEMBRE 1835;

PAR

LE DOCTEUR JULES GUÉRIN,

Directeur de l'Institut Orthopédique de la Muette, chargé du service spécial des difformités
à l'Hôpital des Enfans malades de Paris.

PREMIER MÉMOIRE
Sur les difformités du système osseux.

PARIS,

AU BUREAU DE LA GAZETTE MÉDICALE,

RUE RACINE, N° 14, PRÈS DE L'ODÉON.

1859.

MÉMOIRE

SUR

L'EXTENSION SIGMOÏDE ET LA FLEXION

DANS LE TRAITEMENT

DES DÉVIATIONS LATÉRALES DE L'ÉPINE.

PREMIER MÉMOIRE

SUR LES DIFFORMITÉS DU SYSTÈME OSSEUX.

IMPRIMERIE DE FÉLIX MALTESTE ET Ce,
Rue des Deux-Portes-St-Sauveur, 18.

MÉMOIRE

SUR

L'EXTENSION SIGMOÏDE ET LA FLEXION,

DANS LE TRAITEMENT

DES DÉVIATIONS LATÉRALES DE L'ÉPINE;

LU A L'ACADÉMIE ROYALE DE MÉDECINE, LE 15 NOVEMBRE 1835;

PAR

LE DOCTEUR JULES GUÉRIN,

Directeur de l'Institut Orthopédique de la Muette.

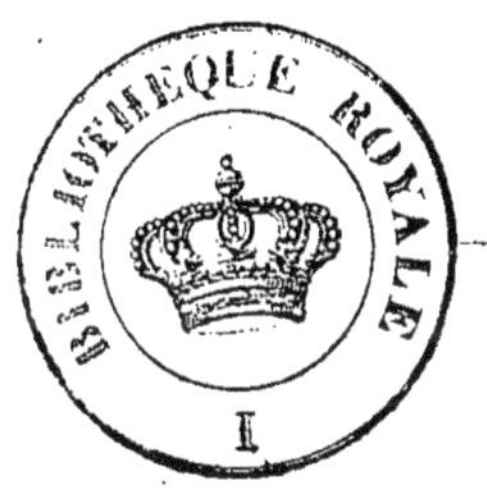

PARIS,

AU BUREAU DE LA GAZETTE MÉDICALE,

RUE RACINE, Nº 14, PRÈS DE L'ODÉON.

—

1838.

A

M. LE PROFESSEUR WALTHER

DE MUNICH.

AVERTISSEMENT.

Le mémoire qui va suivre commence une série de recherches partielles sur différens points de l'histoire des difformités du système osseux et de l'art de les guérir. Avant d'entreprendre cette publication, je crois devoir dire quelques mots de son caractère, de l'ordre dans lequel elle sera exécutée, et du but que je me suis proposé en l'entreprenant.

J'ai rassemblé une grande partie des matériaux d'une histoire générale et particulière des difformités du système osseux ; j'ai non seulement recueilli ce qui existait dans la science, mais j'ai travaillé à combler les nombreuses lacunes que présente cette branche toute nouvelle de l'art de guérir. S'il ne s'agissait que de coordonner ce qui existe, et de souder avec plus ou moins d'art les essais tentés à de longs intervalles, je pourrais immédiatement commencer un travail régulier, méthodique, et le publier par parties au fur et à mesure de leur rédaction. Mais il ne s'agit pas d'un semblable travail. Outre qu'il n'entrerait pas dans mes goûts, la science n'en renferme pas les élémens. Ce que je me suis imposé de faire dans un avenir plus ou moins rapproché, c'est une histoire naturelle et pathologique de toutes

les déformations que peut offrir le système osseux, c'est
d'établir les bases générales de leur traitement, et de trouver les moyens particuliers de les combattre. On conçoit
qu'une œuvre de cette nature, presque toute de recherches
originales et d'invention, ne puisse être improvisée. D'une
part, il faut les occasions suffisantes d'observer les formes
à décrire, et de l'autre, une expérience assez longue et
assez variée pour avoir pu approprier les ressources mécaniques et chirurgicales aux combinaisons si nombreuses
et si variées des déformations du squelette. Cependant s'il
fallait attendre, avant de se mettre à l'œuvre, que cette
double condition eût pu être remplie, on courrait risque
de ne commencer jamais; car les permutations des élémens
de la difformité sont infinies, et les ressources de l'invention
humaine très lentes à se produire. J'ai donc pris le parti de
procéder au travail général que je médite au moyen d'essais
distincts et séparés qui, bien que spéciaux, auront pour-
tant un caractère de généralité dépendant de la conception
qui me les aura suggérés et du but auquel je les destinerai.
Je publierai donc séparément des recherches relatives à
des points circonscrits de la science des difformités ou à
des moyens particuliers de les combattre. Je le répète,
quoique morcelé, ce mode de publication répondra, autant
que possible, à des vues d'ensemble qui perceront suffi-
samment aux yeux de ceux qui aperçoivent facilement les
rapports des choses, et il préparera mieux le plus grand
nombre à comprendre et à accepter les principes généraux,

alors que les applications particulières en auront déjà été données. Cette manière de procéder a un autre avantage : dans un siècle où la multiplicité des affaires et des préoccupations empêche les œuvres de profonde étude et de méditation sérieuse d'occuper longtemps les esprits, il n'est peut-être pas inutile de présenter les idées générales par leurs applications particulières, et de les reproduire souvent sous plusieurs formes jusqu'à ce qu'elles aient pris domicile dans la science sans leur laisser perdre la trace de leur origine.

Les motifs qui m'ont déterminé à adopter ce mode de publication justifient également l'ordre dans lequel je me propose de l'effectuer. Chaque mémoire ne sera ni précédé ni suivi nécessairement de mémoires se liant entre eux par des vues communes et des développemens communs. Tout en les faisant servir à la solution de certaines questions générales, ces points pourront être pris, laissés, repris, suivant les circonstances, et l'occurrence des matériaux propres à les éclairer. Les sciences d'observation n'offrent pas les ressources des sciences d'expérimentation : dans les premières il faut attendre les occasions de voir et d'observer un ordre déterminé de faits ; dans les secondes, on peut se circonscrire dans un cercle d'idées et de travaux, et en poursuivre sans désemparer les développemens jusque dans leurs moindres conséquences. Beaucoup d'autres motifs qu'il est inutile d'examiner ici m'obligent aussi à briser la continuité méthodique de mes recherches ; mais cette discontinuité ne sera qu'apparente et tout extérieure, et je ne manquerai pas de renouer chaque mémoire, à travers ceux qui auront paru dans l'intervalle, avec celui ou ceux qui en contiendront les principes ou les conséquences. A un premier travail sur des appareils mécaniques nouveaux pourra succéder un mémoire sur les déviations simulées de l'épine; à celui-ci un troisième sur le traitement chirurgical du torticolis; puis un autre sur l'étiologie générale du pied-bot, ou un autre sur quelque difformité non encore décrite ou indéterminée; mais chacun de ces mémoires aura sa raison générale déjà exprimée ou à exprimer, vers laquelle il convergera avec d'autres travaux plus ou moins rapprochés. Cette manière de procéder n'exclut, comme on le voit, ni l'ordre, ni la méthode, ni la généralité des idées : elle est d'ailleurs la plus en rapport avec les allures et les habitudes de l'esprit humain. On peut être préoccupé d'une idée, d'un désir, d'une passion, et cependant il n'est pas de préoccupation si forte qu'elle n'admette quelque discontinuité. L'idée dominante, un moment rompue, se rattache incessamment à elle-même à travers les mille distractions intercurrentes de la vie ordinaire. Les oscillations qui semblent au premier abord les plus excentriques sont presque toujours instinctivement ramenées à un centre commun. La vie scientifique est de même. L'esprit se distrait en apparence par la diversité des faits ; mais il a certaines tendances communes vers lesquelles il est ramené comme à son insu, et lorsque ces tendances se sont résolues en observations générales, lorsqu'elles ont abouti à quelques principes fondamentaux, ceux-ci appellent tour-à-tour à leur profit, et se partagent la grande variété des observations accidentelles. C'est ainsi qu'en obéissant aux incidens nombreux de mon observation et de mon expérience, en écoutant les besoins toujours nouveaux d'un art qui ne fait que de naître, en cédant à l'intérêt de la rareté et de la nouveauté de quelques faits non encore enregistrés, je ne cesserai de ramener cette apparente diversité de travaux à quelques idées-mères, à quelques vues d'ensemble destinées à les féconder et à leur donner le caractère de vérités générales et définitives. Quelques mots sur le mémoire que je publie aujourd'hui prouveront combien ces applications sont faciles et vraies.

Ce mémoire est destiné à faire connaître une nouvelle méthode d'opérer le redressement des déviations latérales de l'épine par l'extension sigmoïde et la flexion. Elle repose sur deux principes nouveaux substitués à deux principes anciens, l'extension oblique ou perpendiculaire mise à la place de l'extension parallèle, et la flexion mise à la place de la compression. J'ai exposé d'abord les avantages de ces principes par rapport au traitement des courbures de l'épine, mais ils sont applicables au traitement de toutes les difformités articulaires. Indépendamment de la méthode nouvelle, spéciale, et au-delà de cette méthode appliquée à un seul ordre de difformités, mon mémoire renferme donc des principes généraux qui serviront de point de départ ou de convergence à des mémoires ultérieurs sur le traitement mécanique de plusieurs autres difformités. Ces mémoires pourront ne venir qu'après des recherches anatomiques, physiologiques ou pathologiques ; mais à quelque distance que ce soit, ils se rattacheront à leur commune origine.

Mon but est d'ailleurs d'obtenir par des publications partielles un contrôle plus assuré et plus éclairé de la critique et de l'expérience. Les grands ouvrages se jugent et s'apprécient mal immédiatement : en ne publiant que des solutions de questions bien précises, on est mieux à même d'en faire saisir la valeur ; de cette première épreuve ressortiront avec un caractère de vérité plus fondée et mieux épurée les observations et les inventions que je destine à la composition de mon grand ouvrage.

MÉMOIRE

SUR

L'EXTENSION SIGMOÏDE ET LA FLEXION

DANS LE TRAITEMENT

DES DÉVIATIONS LATÉRALES DE L'ÉPINE.

§ I. — CONSIDÉRATIONS SUR LES ANCIENNES MÉTHODES.

Depuis que l'expérience a démontré l'insuffisance des moyens médicaux, et l'indispensable nécessité des agens mécaniques dans le traitement des déviations latérales de l'épine, on a proposé un grand nombre de machines et d'appareils propres à combattre ce genre de difformités. Tous ces appareils, quels qu'en soient la composition et le mécanisme (en écartant toutefois ceux qui ne reposent sur aucune donnée anatomique et qui ne méritent pas d'être rappelés), tous ces appareils, dis-je, n'ont cherché à remplir que deux indications, savoir : l'extension de l'épine dans le sens de sa longueur, ou autrement l'extension parallèle, et la pression latérale correspondant à la convexité des parties déviées. Cette méthode, qui date de la fin du siècle dernier, a été réalisée d'abord par des appareils porta- tifs, sous forme de cuirasses ou corsets, dans lesquels l'extension de l'é- pine était opérée verticalement au moyen d'une tige principale qui, prenant son point d'appui sur le bassin, se prolongeait au-dessus de la tête qu'elle soulevait et suspendait à différens degrés. Quoique ce premier procédé produisît quelques bons résultats, on comprit bientôt les inconvéniens qui en accompagnaient l'application. On lui en substitua un autre plus com-mode, plus efficace, celui de l'extension horizontale, au moyen d'appa-reils en forme de lits, sur lesquels les sujets étaient couchés, pendant que la colonne était soumise à des tractions en sens opposé. C'est dans la vue de compléter et de perfectionner ce système d'extension qu'ont été pro-posés les divers appareils employés jusqu'ici.

La compression latérale a été effectuée dans les deux procédés d'ex-tension parallèle, verticale et horizontale, au moyen de plaques élasti-ques ou non élastiques, de sangles, de cravates, de tout moyen capable d'exercer une pression perpendiculaire à l'axe de l'épine du côté dévié et d'arrière en avant dans le sens contraire à sa torsion. Ainsi l'extension parallèle ¡et la pression latérale, tels ont été jusqu'ici les deux modes d'action mécanique mis en usage pour combattre les déviations latérales de l'épine. Le lit de Schreger, attribué improprement à Heine, celui de Venel, celui de Delpech, l'appareil de M. Maisonnabe, celui de MM. Duval et Lafond, le lit brisé de Shaw, modifié par M. Pravaz, et la modification que j'en ai donnée moi-même plus récemment, n'ont présenté successivement que des moyens de pratiquer, avec plus ou moins d'avantages, l'exten-sion parallèle de l'épine.

Cette méthode, malgré les nombreux insuccès auxquels a dû donner lieu son application faite sans discernement, et abandonnée à des mains inhabiles, a produit assez de résultats pour rendre aujourd'hui incontes-table l'utilité des agens mécaniques dans le traitement des difformités.

Cependant pour peu qu'on réfléchisse au principe mécanique qui fait la base de l'extension parallèle de l'épine, on ne tarde pas à s'apercevoir que cette méthode est loin d'employer les forces de la manière la plus favorable, et que, malgré les perfectionnemens apportés à ses derniers procédés d'application, les résultats qu'elle produit doivent se ressentir du vice de son principe.

Sans avoir la prétention de me livrer à l'examen mathématique de cette question dont les détails abstraits ne pourraient pas être suivis ni jugés à

une simple audition (1) , question qui se résout d'ailleurs par la plus vulgaire expérience, je puis néanmoins indiquer les principaux résultats que
donne le calcul appliqué au fait de l'extension parallèle de l'épine.

Qu'on suppose une déviation latérale à double courbure, chez une jeune
fille de 16 à 17 ans ; que la première courbe, tournée à droite et occupant
les dix premières dorsales, ait une flèche d'un pouce, et que la seconde,
faisant suite à la première en sens inverse, ait une flèche de huit lignes.
Si l'on soumet cette déviation à l'extension parallèle, que se passe-t-il ?
Je suppose d'abord qu'on emploie le procédé le plus vulgaire, le lit de
Wurtzbourg, où l'application des forces se fait aux deux extrémités
de l'axe vertébral. Ces forces, agissant dans la direction de l'axe normal
de l'épine, peuvent se décomposer en forces parallèles, perdues suivant
la longueur de la colonne ou du moins employées à distendre ses moyens
d'union, et en forces perpendiculaires agissant directement pour produire le redressement. Le calcul montre que ces deux forces composantes
sont entre elles dans le rapport de la flèche ou sinus de l'angle avec la
demi-corde ou son co-sinus. Or, dans le cas qui nous occupe, soit que l'on
considère chaque courbe isolément ou qu'on les considère comme n'en
faisant qu'une par la réunion de leurs flèches et de leurs arcs, ce qui re-
vient au même pour le résultat que je veux indiquer, on verra que la
somme des flèches représentée par vingt lignes indiquera le chiffre des
forces directes ou perpendiculaires, tandis que la somme des deux co-sinus ou la hauteur de la moitié de l'axe normal de l'épine, représentée
par onze pouces au moins, marquera le chiffre des forces parallèles, et par
conséquent des forces perdues suivant la longueur de la colonne ; en d'autres termes, l'on aura que la somme des forces actives sera à celle des
forces perdues comme 20 lignes sont à 11 pouces, ou au plus comme 1
est à 6. Ainsi, supposant les forces employées comme 100, les forces actives ou employées directement à redresser les courbures de l'épine seront
environ comme 17, et les forces perdues suivant sa longueur comme 83.

---

(1) Ce mémoire a été rédigé pour être lu devant l'Académie royale de médecine.

Ce rapport est le plus favorable et il décroîtra progressivement; car à mesure que la flèche ou le sinus de l'angle de courbure diminue par le redressement de la colonne, la puissance des forces actives qui continue à être proportionnelle à cette flèche suit les mêmes variations qu'elle. Ajoutons encore que le rayon de courbure augmentant en même temps que la flèche diminue, la corde augmente elle-même d'une somme qui réduit d'autant la proportionnalité de la force active primitivement établie entre la flèche et la demi-corde.

D'après ce simple résultat mathématique, on voit que la force active qui était au point de départ, par rapport à la force employée, comme 17 est à 100, devient, à mesure que les courbes diminuent, comme 16, 15, 14, 13, et ainsi de suite jusqu'à 0; c'est-à-dire qu'une fois que l'épine arrive à se confondre avec la verticale, toutes les forces sont perdues suivant sa longueur.

Ce résultat est encore bien plus désavantageux si l'on considère que les forces de traction sont appliquées aux extrémités d'une tige extensible et adhérant de tout le poids des parties qui l'environnent à un plan de support. En effet, une portion des forces est employée à vaincre le frottement du corps sur l'appareil, et une seconde portion s'épuise dans l'extension des moyens d'union de chaque vertèbre; celle-ci en effet ne transmet la force qu'elle a reçue à la vertèbre suivante qu'après en avoir absorbé une double portion, qui rend progressivement la force générale décroissante de son point d'application au centre de l'épine. Ces derniers inconvéniens sont atténués en partie dans le système de Shaw, où les forces extensives sont appliquées plus près du siège des courbures, et où l'effet de ces forces sur les parties saines de l'épine est affaibli par les résistances que fait naître le frottement du corps, du point de départ des courbures aux extrémités de la colonne. Mais outre que la pratique ne réalise pas dans ce système tout ce que promet la théorie, c'est toujours l'extension parallèle qui est appliquée, seulement avec des inconvéniens moindres, en proportion des moyens que l'on a d'appliquer les forces de traction immédiatement au point de départ des courbures. Ce but même fût-il atteint, que le calcul que j'ai formulé plus haut pour établir la proportionnalité des forces actives et des forces perdues ne serait pas moins applicable, c'est-à-dire que la force active serait approximativement à la force perdue comme la flèche de la courbure serait à sa demi-corde; car à supposer qu'une partie de la force de traction fût appliquée immédiatement au point de départ de cette dernière, elle se décomposerait toujours en une perpendiculaire et une parallèle, représentées, l'une par la flèche et l'autre par la longueur de la demi-corde, et si la force de traction pouvait s'appliquer sur un point de la longueur de la courbe, elle diminuerait proportionnellement la flèche et la demi-corde, et conserverait par conséquent le rapport primitivement établi entre les forces actives et les forces perdues.

On pourrait croire que les pressions latérales modifient les résultats de ce calcul, et qu'en agissant perpendiculairement sur le sommet des courbes, elles tendent à diminuer d'autant les efforts de traction parallèle à employer; mais pour que cette action fût réellement efficace, il faudrait que les forces appliquées aux extrémités fussent dirigées obliquement ou perpendiculairement, en sens inverse des pressions latérales, ce qui n'a pas lieu; car, de la manière dont ces dernières sont appliquées, elles agissent plutôt contre le déplacement des côtes en arrière, de façon à les ramener d'arrière en avant; et, quand même les pressions contribueraient à reporter l'épine dans la direction normale, et réduiraient d'autant la somme des efforts à employer pour son redressement, elles ne feraient qu'augmenter la proportion des forces perdues dans l'extension parallèle en diminuant la flèche de la courbe, et en augmentant son rayon de courbure.

J'ai considéré, dans la discussion qui précède, l'une des composantes de la force, la force parallèle, comme perdue suivant la longueur de l'épine, et par conséquent, comme nulle. Pour peu que cette conséquence fût telle dans le cas qui nous occupe, il faudrait que la colonne vertébrale ne fût extensible que dans le sens de la concavité de ses courbes et comme articulée à charnière au sommet des angles représentés par les différentes brisures des courbes qu'elle décrit. Mais il n'en est pas ainsi : la colonne vertébrale est une suite de disques solides, liés entre eux par des fibro-cartilages extensibles, et occupant tous les points de leurs surfaces cor-

2

respondantes. Il s'en suit que les forces perdues pour le redressement direct, c'est-à-dire, les 83 centièmes dans le cas le plus favorable, sont employés à distendre les fibro-cartilages inter-vertébraux, les ligamens et les muscles qui unissent les différentes portions de l'épine.

La première conséquence de ce fait, c'est que l'extension parallèle de l'épine, quand elle n'est pas combinée à d'autres agens capables d'en détruire plus ou moins les inconvéniens, relâche considérablement ses moyens d'union, la prédispose à des rechutes graves et plus graves souvent que les premières difformités. Or, l'expérience n'a que trop justifié cette prévision. Avant que la gymnastique fût combinée d'une manière satisfaisante avec l'extension, il n'est pas de médecin, et d'accoucheur surtout, qui n'eût observé ces fâcheux résultats de l'extension outrée, et conséquemment du relâchement de l'épine. J'en possède moi-même plusieurs exemples, et entre autres, un cas où il a suffi de quelques jours pour ramener au double une déviation traitée exclusivement par l'extension parallèle.

La seconde conséquence du même fait, c'est que, pour arriver à vaincre la force d'élasticité qui tend à reproduire les courbes lorsqu'on se borne à les ramener aux limites de la ligne droite, il faut déployer une grande force d'extension, de manière à allonger outre mesure la portion des fibro-cartilages, les ligamens et les muscles correspondant aux concavités. On sait, en effet, combien il est difficile de vaincre les derniers degrés des courbes lorsqu'elles sont réduites à une flèche de deux ou trois lignes. Il s'en suit que les efforts considérables faits pour atteindre ce but ont en même temps pour résultat d'effacer les courbures naturelles antéro-postérieures de la colonne, si nécessaires à la solidité de la station, et à la configuration normale du tronc. Cela est si vrai, que la plupart des jeunes personnes qui sortent des établissemens où le lit de Wurtzbourg est exclusivement employé, ont le dos plat, les épaules et les diverses régions de la colonne vertébrale dans le même plan, ce qui leur ôte la grâce et les contours qui doivent caractériser la taille des femmes.

Un autre inconvénient, et le plus grave de tous ceux auxquels donne lieu l'extension parallèle de l'épine, c'est qu'en séparant les vertèbres l'une de l'autre, pour redresser les courbes qu'elles décrivent, elle n'agit en au-

cune façon pour réduire l'excès de développement de la moitié des fibro-cartilages et des corps des vertèbres correspondante à la convexité. Or, l'anatomie pathologique démontre que pour peu qu'une déviation de l'épine soit ancienne et prononcée, le côté convexe des courbes est remarquable par le développement plus considérable des fibro-cartilages, et même du tissu des vertèbres, comparé à ce qui arrive du côté concave, où le corps des vertèbres et les fibro-cartilages ont perdu insensiblement de leur hauteur. On conçoit cependant toute l'importance de l'indication que ce fait présente à remplir. Voici ce que m'écrivait, tout récemment, un des médecins les plus distingués de l'époque, à l'occasion de guérisons qu'on prétendait pouvoir obtenir en très peu de temps, et qui voulait bien m'envoyer des pièces pathologiques à l'appui de son opinion : « On n'a qu'à jeter un coup d'œil sur ces pièces, m'écrivait M. Ri-
» bes, pour voir qu'il n'y a que des moyens extenseurs méthodiquement
» dirigés et prolongés pendant longtemps qui puissent rétablir insensi-
» blement les parties dans leur état naturel ; pour cela, il faut que ces
» moyens fassent particulièrement appuyer les corps des vertèbres les
» uns sur les autres, du côté convexe de la courbure, afin qu'en les af-
» faissant de ce côté, on diminue en même temps la compression qui agit
» du côté de la concavité ; de telle sorte que la partie trop épaisse de la
» vertèbre s'affaisse peu à peu, tandis que la colonne vertébrale acquiert
» sa rectitude naturelle. » L'indication si judicieusement formulée par notre savant confrère ne peut être remplie quand on se borne à exercer des tractions sur l'épine dans le sens de sa longueur ; ce qui explique encore comment, après avoir ramené la colonne à une rectitude parfaite, il suffit de peu de temps pour reproduire certaines courbures. Les vertèbres séparées l'une de l'autre par l'extension peuvent garder un instant une direction parfaitement verticale ; mais dès qu'on rend le sujet aux habitudes de la station sans support, les vertèbres, en s'affaissant du côté où elles étaient et sont encore déprimées, retombent dans leur situation primitive et reproduisent la courbe qu'elles formaient.

La gymnastique, convenablement appliquée, peut sans doute atténuer ces inconvéniens en activant la nutrition du côté des vertèbres déprimées et en contribuant ainsi à combler les lacunes de la concavité des courbures; mais, outre que ce résultat n'est rien moins que facile à produire, la gymnastique est généralement trop négligée, et employée d'une manière trop empirique pour attendre cette compensation de son association à l'extension parallèle de l'épine. Heureusement encore que les déviations dont on attend la guérison des moyens orthopédiques actuels ne présentent pas toujours d'une manière prononcée la disposition anatomique dont j'ai parlé plus haut, car la gymnastique aurait à remplir une tâche souvent au-dessus de sa puissance la mieux dirigée.

En présence de tant de difficultés à vaincre et d'inconvéniens à éviter, les médecins qui se sont jusqu'ici occupés d'orthopédie ont essayé quelquefois d'une autre direction. Bampfield, en Angleterre, Delpech, en France, et M. Mayor de Lausanne, ont proposé tour à tour des moyens dont les principes pouvaient différer sous quelques rapports du principe de l'extension parallèle, mais dont les applications n'ont pas répondu à ce que leurs auteurs en attendaient; car l'expérience, seule bon juge en ces sortes de choses, n'a transmis à la pratique usuelle que quelques modifications accessoires au traitement principal, qui a continué jusqu'ici à être basé sur la méthode d'extension parallèle.

Ainsi, Bampfield, qui avait proposé un lit de repos ondulé de manière à présenter les saillies du plan de support aux saillies des convexités de l'é-pine, le malade étant couché sur le côté, a inspiré à M. Pravaz un bon appareil de gymnastique, mais il n'a rien produit au-delà.

Delpech avait proposé une ceinture à inclinaison latérale, destinée à permettre aux malades d'alterner avec le lit à extension. Cette ceinture, qui a eu beaucoup plus de célébrité que son auteur ne s'y attendait, n'avait été présentée par lui que comme moyen accessoire, et n'était applicable avec quelque succès qu'à des cas très-rares de déviation musculaire de la région lombaire. Il convient de remarquer, en outre, que quand on cherche à incliner le tronc pendant la station debout, c'est toujours, ainsi que je crois l'avoir établi (1), dans les mêmes points de l'épine que les

------

(1) Rapport sur le concours pour le grand prix de chirurgie fait à l'Académie des sciences, page 16.

mouvemens de flexion et d'inclinaison se passent, au niveau des articulations de la onzième avec la douzième dorsale, et de la dernière lombaire
avec le sacrum. Or, il n'est pas rare que les courbures inférieures occupent
un autre point de la colonne; c'est souvent plus bas ou plus haut; et elles
s'étendent, dans le plus grand nombre de cas, au-delà et en-deçà de cette
région. Est-il nécessaire d'ajouter que toute déviation latérale de l'épine
comprend nécessairement plusieurs courbures alternes : que fait la ceinture à inclinaison de Delpech, ou toute autre établie d'après le même principe? elle abaisse ou incline latéralement la colonne en totalité sur le
bassin; car on sait que cet appareil consiste en un levier postérieur ri-
gide suivant sa longueur, et mobile à sa base sur le cercle de la ceinture;
à ce levier le tronc se trouve attaché au moyen de courroies; l'inclinaison
qu'il détermine n'exerce donc aucune action sur les courbures qui occupent le trajet de l'épine. N'est-ce pas comme si on avait la prétention de
redresser un arbre courbé en plusieurs points de sa longueur, en le fixant
à un tuteur d'une part et en l'inclinant sur sa racine? On a reproché encore à ces sortes d'appareils, non sans fondement, d'étreindre fortement
la poitrine et de s'opposer ainsi à l'exercice de la respiration et au développement du bassin. Enfin malgré bien des efforts, bien des expériences
de toute espèce, aucune guérison authentique n'a été produite en faveur
de ces moyens. L'expérience et le raisonnement sont donc d'accord pour
maintenir la ceinture de Delpech dans la limite d'application que l'auteur
lui avait assignée ; dans cette limite, et avec des modifications qui le met-
tent mieux en rapport avec la constitution anatomique de l'épine, c'est
un appareil de sustentation convenable, qui peut rendre quelques servi-
ces, mais non devenir l'agent unique et exclusif d'aucun traitement.

M. Mayor seul avait indiqué dès 1829 (1) la voie où il convenait d'en-
trer pour trouver une méthode plus active, plus certaine, et moins susceptible d'inconvéniens que la méthode par extension parallèle. Mais cet
ingénieux et philantrope chirurgien, plus préoccupé de l'idée de rendre

____

(1) Journal des progrès des sciences médicales, année 1829.

l'orthopédie accessible aux classes pauvres, que de trouver des appareils capables de répondre à ses vues scientifiques, se contenta de proposer l'emploi d'un appareil analogue à celui de Sauter pour les fractures. Il conseilla de coucher les sujets déviés sur une simple planchette, espèce de grande attelle, de manière à faire correspondre la convexité de la courbure dorsale à la planche; ou même en faisant simplement coucher le malade sur le dos. Il assujettit ce dernier comme un membre fracturé au moyen de trois liens : le premier appliqué à la tête, le second aux hanches, le troisième au niveau de la partie la plus convexe des vertèbres déviées, qu'il croise à angle droit. Le lien du milieu tire l'épine transversalement et tend à l'entraîner en sens opposé, pendant que les deux liens fixés aux extrémités font l'extension et la contre-extension, soit directe soit oblique. Tel était l'appareil de M. Mayor. Cet appareil n'était pas applicable pour beaucoup de raisons; la première, c'est que les déviations de l'épine offrant toujours plusieurs courbures, il ne pouvait en combattre une sans augmenter l'autre; la seconde raison, c'est qu'il faut avoir pratiqué l'orthopédie pour se faire une idée de la difficulté qu'il y a à fixer des puissances agissantes et capables de courber l'épine, et qu'il est impossible d'obtenir le moindre résultat en se bornant aux simples moyens proposés par M. Mayor. Cependant, comme je l'ai dit plus haut, l'idée de cet habile chirurgien a au moins le mérite d'avoir mis sur la voie d'une méthode nouvelle. C'est ce qu'on verra par ce qui suit.

§ II. — EXPOSITION DE LA MÉTHODE.

Que s'agit-il de faire dans le traitement des déviations latérales de l'épine, considéré sous le rapport mécanique ? De redresser une tige courbée en un ou plusieurs points de sa longueur. Si l'on donne ce problème à résoudre, dégagé de toutes les circonstances organiques qui en cachent la simplicité, et qu'on le réduise au simple fait d'une tige courbée à rendre droite, il n'est pas d'homme si peu éclairé, qui, avec le secours de l'expérience vulgaire, ne présente une solution plus satisfaisante que toutes celles qu'on a proposées jusqu'ici. Que fera-t-il en effet? A la place de l'épine, mettez-lui une tige courbée, mais flexible, entre les mains; il ne s'y prendra pas à coup sûr en tirant sur les deux extrémités et suivant sa longueur : il fixera les deux bouts de la tige de chaque main , et l'appliquant sur le genou du côté convexe, il tirera perpendiculairement sur chacune de ses extrémités, et produira une courbe opposée à celle qu'il veut redresser. Il ne se bornera pas à ramener la tige aux limites de la ligne droite, parce que l'expérience apprend que pour obtenir un redressement complet et permanent, il faut produire une courbe en sens contraire de la courbe existante, afin de vaincre la force qui tend à la reproduire quand on se borne à n'opérer le redressement que jusqu'aux limites de la ligne droite.

Voilà ce qu'on ferait vulgairement pour redresser toute espèce de courbe flexible, et voilà ce que j'ai cherché à rendre praticable pour le traitement des courbures de l'épine : la méthode que je viens proposer consiste donc à substituer des courbures artificielles aux courbures pathologiques, directement opposées à ces dernières, de manière à donner à la colonne la forme d'un S dans un sens directement opposé à l'S que représente la déviation pathologique; en d'autres termes, elle consiste à substituer l'extension oblique et perpendiculaire à l'extension parallèle de l'épine. Cette méthode, que j'appellerai l'*extension sigmoïde*, et dont l'énoncé seul indique le but qu'elle se propose, se trouve, je crois, réalisée par l'appareil que je vais décrire.

A. — DESCRIPTION DE L'APPAREIL (1).

Cet appareil se compose :

1° D'un châssis principal en fer fixe et supporté par quatre montans en bois ;

2° De deux autres châssis mobiles en fer, superposés au châssis principal ;

3° De trois coussins recouvrant exactement toute la longueur du châssis principal, et immédiatement appliqués sur les deux châssis mobiles :

4° De deux mouvemens d'engrenage situés aux deux extrémités du lit;

---

(1) Voir les planches à la fin du mémoire.

5° D'un casque terminant le coussin supérieur.

Voici l'usage de chacune de ces parties et le mécanisme à l'aide duquel elles peuvent opérer l'extension oblique et la double flexion de l'épine dans le sens opposé à ses courbures.

I. Le châssis principal forme la charpente de l'appareil; il est fixe et supporte les autres parties mobiles. Il consiste en deux grandes bandes en fer parallèles et traversées à leurs extrémités par deux boulons qui les fixent aux quatre montans en bois. Dans trois points de leur longueur, ils sont réunis transversalement par trois bandes plates disposées en arcs de cercle ; l'une, supérieure, convexe en haut, a son centre en bas dans un point de la longueur de la bande principale droite; la seconde et la troisième, concentriques, ont leur convexité en bas et leur centre commun dans un point de la bande gauche. L'usage de ces arcs est de former des chemins pour le roulement des galets attachés aux châssis mobiles dont il va être question.

II. Des deux châssis mobiles, le supérieur dévie de gauche à droite (1); il a son centre de mouvement à droite, au sommet de son angle inférieur droit. Mis en mouvement, il se sépare du châssis inférieur en décrivant des arcs de cercle de gauche à droite, et en formant avec le bord supérieur de ce dernier, considéré au repos, un angle dont le sommet répond à droite au point de jonction de leurs bords.

Le châssis inférieur, plus long que le supérieur, mobile en sens contraire, c'est-à-dire de droite à gauche, a son centre de mouvement à gauche. Mis en mouvement, il se sépare du supérieur en décrivant, comme lui, en sens opposé, des arcs de cercle de droite à gauche, et en formant un angle dont le sommet répond à gauche au point de jonction de leurs bords correspondans, le châssis supérieur supposé en repos.

Dans l'étendue de trois pouces environ pour chacun, ces deux châssis sont recouverts, à leurs points de jonction, par des traverses parallèles débordant les châssis et recourbées à leur extrémité, de manière à ne

____

(1) Par rapport à l'appareil et à la personne couchée.

pas gêner les mouvemens de déviation de ces derniers. Ces deux traverses sont destinées à recevoir le coussin du milieu.

III. Les trois coussins, construits sur deux châssis en bois, et appliqués sur les châssis mobiles en fer, sont disposés et fonctionnent comme il suit :

Le *supérieur*, adhérent au châssis supérieur, le recouvre exactement, excepté inférieurement dans l'étendue de l'espace occupé par la moitié supérieure du coussin moyen fixe. Ainsi adhérant au châssis, ce coussin subit les mêmes déplacemens que lui. Son usage est de supporter le thorax du sujet couché.

Le *coussin moyen* est fixe : il est appliqué sur les deux traverses parallèles en fer, et comprend exactement l'espace occupé par ces dernières ; il empiète par conséquent avec elles sur les châssis supérieur et inférieur, et les recouvre chacun dans l'étendue de trois pouces environ.

L'usage de ce coussin est de servir de point de support au sujet couché, pendant que les châssis inférieur et supérieur dévient latéralement en sens inverse.

Le *coussin inférieur* recouvre tout le châssis inférieur, à l'exception de la partie supérieure, de trois pouces environ, laquelle reste cachée par la traverse parallèle inférieure et la portion correspondante du coussin moyen. Ce troisième coussin est destiné à supporter le bassin et les membres inférieurs ; il subit les déplacemens du châssis inférieur avec lequel il forme corps.

IV. Les deux systèmes de plaques d'appui consistent dans des plaques élastiques et convenablement rembourrées, lesquelles présentent une surface courbe en deux sens, qui leur permet d'embrasser à chaque instant la convexité transversale et la concavité longitudinale de parties correspondantes aux courbures de la colonne. La plaque supérieure est mobile de bas en haut en glissant par sa tige de support dans une coulisse latérale ; elle peut être ainsi élevée ou descendue à volonté, d'après le point de l'épine auquel on veut la faire correspondre ; elle est encore mobile sur son axe de support pour suivre le déplacement latéral que subit le thorax, et continuer à s'appliquer dans tous ses points sur le côté saillant, pendant qu'on opère la flexion de la partie supérieure de la colonne. Par cette double mobilité, la plaque d'appui supérieure peut constamment embrasser le point que l'on veut déprimer, et s'adapter aux différentes variétés de siége que présentent les courbures dorsales. Indépendamment de ces mouvemens, elle en exécute d'autres encore dans le sens des pressions latérales, et d'arrière en avant, dans la vue de combattre les effets de la torsion et de détordre pour ainsi dire la portion courbée de la colonne. La plaque inférieure offre absolument les mêmes dispositions ; seulement elle présente un diamètre transversal moins considérable, afin de la faire mieux correspondre à l'étroitesse de l'espace compris entre la crête de l'os des îles et les fausses côtes, et aussi afin de faciliter une courbure d'un plus petit rayon. Elle présente du reste la même mobilité, et par conséquent répond à toutes les dispositions qu'acquièrent les parties par leur déplacement lateral.

V. Les deux mouvemens d'engrenage sont placés en sens opposé, à l'extrémité libre des deux châssis mobiles. Ces mouvemens se composent chacun :

1° D'une crémaillère cintrée formant un cercle concentrique avec tous ceux décrits par les châssis mobiles, et ayant par conséquent, pour point de centre, le centre de mouvement de ces derniers ;

2° D'un pignon s'engrenant dans la crémaillère ;

3° De deux roues d'angle dont la supérieure fait corps avec le pignon précédent, et l'inférieure, perpendiculaire à l'horizon, reçoit à son centre ;

4° Un arbre de couche qui met la roue précédente en mouvement, au moyen d'une manivelle ; la manivelle supérieure est à gauche et l'inférieure à droite.

VI. Le casque consiste en une loge semi-circulaire en cuivre, garnie à l'intérieur ; inférieurement et à sa partie moyenne, ce casque donne naissance à une tige horizontale percée en coulisse dans le sens de sa longueur, de manière à permettre le glissement de cette tige sur un tenon terminé par un écrou ; le tout dans le but d'allonger ou de raccourcir cette première partie de l'appareil.

B. Application de l'appareil.

L'appareil est construit pour une déviation latérale, à double courbure, la supérieure à droite, l'inférieure à gauche.

On couche le sujet sur l'appareil, de manière à loger la tête dans le casque et à faire correspondre la convexité de la courbure supérieure à droite, à la plaque d'appui supérieure, et l'inférieure à gauche à la plaque d'appui inférieure. Pour cela, on élève ou on descend la plaque d'appui supérieure au niveau de la convexité dorsale; on fixe ensuite la tête du sujet au moyen d'un collier à lanières reçues dans des boucles placées au pourtour de la demi-circonférence antérieure du casque. Une ceinture rembourrée, embrassant les hanches, donne naissance de chaque côté à deux courroies qui viennent se fixer à une barre transverse attachée à un ressort de manière à faire la contre-extension.

Le sujet étant ainsi maintenu, on tourne la manivelle inférieure : la brisure inférieure du lit décrit un arc de cercle de droite à gauche, entraînant avec elle les membres inférieurs, le bassin et la portion la plus inférieure de l'épine. Le flanc gauche étant appliqué contre la plaque d'appui, l'épine se courbe dans le sens de cette plaque, c'est-à-dire dans le sens opposé à la courbure pathologique.

On produit un résultat analogue, mais en sens inverse, en tournant la manivelle supérieure du côté gauche : la tête et la partie supérieure du thorax dévient obliquement de gauche à droite; les côtes, arrêtées par la plaque d'appui supérieure, sont refoulées de droite à gauche et permettent à l'épine de se fléchir de gauche à droite , c'est-à-dire, dans le sens opposé à la courbure anormale qu'elle présente.

On favorise cette flexion ou plutôt cette tendance au redressement, et on diminue la traction qu'elle exerce sur la tête et le col, au moyen d'une courroie rembourrée qui s'attache au sommet du coussin supérieur, passe derrière l'épaule gauche, et vient, en se réfléchissant obliquement sur le côté, se fixer à une tige qui descend au niveau de l'appendice xiphoïde du sternum. Cette courroie est indispensable ; elle force le thorax à suivre la déviation du coussin supérieur; sans son concours, la flexion de l'épine ne s'opèrerait que dans la région cervicale, et laisserait la portion dorsale presque droite.

L'appareil que je viens de décrire n'a été construit que pour la *déviation latérale à double courbure, à droite en haut et à gauche en bas.* Il est inutile de faire remarquer qu'il suffit de changer de côté les centres de mouvement pour le rendre applicable aux déviations plus rares, à convexité gauche supérieurement et à convexité droite inférieurement.

A l'époque où j'imaginai l'appareil que je viens de décrire, j'étais encore imbu de l'idée de l'existence assez fréquente de déviations à une seule ou à deux courbures; depuis lors je me suis assuré, et j'ai cherché à établir qu'il n'y a point de déviations à une seule courbure, qu'il n'en existe que très rarement à deux courbures, mais que presque toutes en ont trois. Pour rendre mon appareil apte à combattre les trois courbures, il m'a suffi d'en rendre le casque mobile, de le faire tourner sur un axe vertical, de manière à fléchir la colonne cervico-dorsale en sens inverse de la flexion de la région dorsale, opérée par le plateau supérieur de l'appareil. Ajoutons toutefois que la courbure cervico-dorsale est souvent si légère, que l'on peut, dans le plus grand nombre des cas, s'en tenir à l'appareil à double courbure.

Pour donner une idée plus succincte et plus facile à saisir dans son ensemble de l'appareil que je viens de décrire, de la manière de l'appliquer et de son mode d'action, je reproduirai ce que j'en ai dit dans le court résumé suivant.

Cet appareil consiste en un châssis principal en fer, long de six pieds, large de dix-huit pouces, supporté par trois coussins dont le moyen, fixe, s'appuie sur deux barres parallèles dans l'étendue de cinq pouces, et empiète d'autant sur les extrémités correspondantes des châssis supérieur et inférieur. Ceux-ci, horizontalemement mobiles en sens inverse, ont leur centre de mouvement sur une ligne transversale, ou aux extrémités opposées de deux lignes parallèles séparées par deux ou trois pouces de distance suivant les points de la colonne sur lesquels on veut agir. Le châssis supérieur a son centre de mouvement au sommet de son angle inférieur droit, le châssis inférieur au sommet de son angle supérieur gauche : ils décrivent des arcs de cercle, le supérieur de gauche à droite, l'inférieur de droite à gauche, en formant chacun entre le coussin du milieu et leur bord correspondant un angle dont le sommet est à droite pour le coussin supérieur, et à gauche pour le coussin inférieur. Au niveau à peu près de ces deux angles sont deux points d'appui sous forme de plaques rembourrées, lesquelles, mobiles de haut en bas sur leur axe de support, présentent du côté de l'appareil une double courbure à concavité dans le sens vertical et à convexité dans le sens horizontal ; elles peuvent parcourir ainsi à volonté plusieurs points de haut en bas, être portées vers le milieu de l'appareil, rapprochées de ses bords et relevées d'arrière en avant. Les châssis supérieur et inférieur sont mis en mouvement au moyen de deux crémaillères horizontales placées à leur extrémité libre et formant des arcs appartenant aux cercles décrits par les châssis eux-mêmes.

Cet appareil est construit pour une déviation latérale à double courbure, la supérieure dorsale à convexité droite, l'inférieure dorso-lombaire à convexité à gauche. On couche le sujet sur l'appareil de manière à loger la moitié de la tête dans le casque qui termine le châssis supérieur; on fait correspondre le côté convexe des deux courbes aux deux plaques d'appui. Le sujet étant fixé par la tête au moyen d'un collier comme pour pratiquer l'extension parallèle, on tourne la manivelle correspondante à la crémaillère inférieure : le châssis inférieur de l'appareil décrit un arc de cercle de droite à gauche entraînant avec lui les membres inférieurs, le bassin et la partie inférieure de l'épine. Le flanc gauche, étant retenu par la plaque d'appui, force la portion de la colonne vertébrale correspondante à décrire un arc de cercle autour de la plaque, et par conséquent en sens opposé à la courbure pathologique qu'elle présente.

On produit un résultat analogue, mais en sens inverse, en tournant la manivelle correspondant à la crémaillère supérieure; la tête et la partie supérieure du thorax dévient obliquement de gauche à droite. Les côtes arrêtées par la plaque supérieure tendent à être refoulées de droite à gauche et d'arrière en avant et forcent la portion dorsale de l'épine à se courber

de gauche à droite. Une courroie rembourrée partant du sommet du coussin supérieur et de sa partie moyenne passe derrière l'épaule gauche du
sujet et vient en se réfléchissant obliquement sur le côté du thorax se fixer
à une tige qui descend au niveau de la base du sternum. Cette courroie a pour but de maintenir le thorax dans des rapports invariables
avec le coussin supérieur et de le forcer ainsi à suivre son mouvement
de déviation latérale. Sans cet auxiliaire la traction porterait principalement sur la tête, et l'épine ne se courberait qu'au niveau de la
région cervicale.

L'appareil que je viens de décrire a été construit dans le but de produire l'extension et la flexion simultanée de la colonne. Il est à peine nécessaire d'indiquer les motifs qui rendent cette combinaison indispensable. Les muscles et les ligamens compris dans la concavité des courbures
ont besoin d'être allongés, dans un grand nombre de cas, au-delà du degré
produit par la simple flexion, pour qu'ils ne s'opposent pas à cette flexion
dans les points où leur raccourcissement est le plus considérable. Cette
double indication a été remplie en plaçant le centre de mouvement de
chaque plateau en dehors de celui de la portion de la colonne à fléchir.
Par ce moyen, la colonne éprouve un degré d'allongement proportionnel
à la différence du rayon qu'elle représente avec celui du plateau, ou proportionnel à son degré d'excentricité par rapport à ce dernier.

Mais il est des circonstances où la flexion seule était nécessaire, et où
l'extension eût été nuisible, comme dans certains cas de déviations musculaires passives, ou de déviations scrofuleuses, où les moyens d'union
de la colonne sont affaiblis et plutôt relâchés que rétractés. Pour ces cas j'ai
fait construire un appareil que j'appelle à flexions opposées, dans lequel le
centre de mouvement des plateaux correspond exactement à la colonne.
Cet appareil emploie les mêmes moyens que le précédent et n'offre dans
sa construction d'autres différences que celles exigées par le déplacement
de ses centres de mouvement. Ainsi les deux plateaux supérieur et inférieur
tournent sur un plateau moyen circulaire ou elliptique qui reste fixe,
et ils tournent soit sur un axe commun, soit sur deux axes placés à quelque
distance l'un de l'autre, mais toujours sur la même ligne droite. Pour que

les coussins des plateaux soient constamment pleins en tournant autour
du coussin fixé, ils sont échancrés circulairement et du même rayon de
courbure que ce dernier.

Lorsque je fis connaître pour la première fois la méthode de l'extension sigmoïde et des flexions opposées, on m'objecta que le principe et
les effets de mes appareils ne différaient en rien de ceux des appareils à
extension parallèle, combinée avec les pressions latérales. Que l'on comprime directement, a-t-on dit, sur le sommet des arcs de courbure, ou
que l'on applique la convexité de ces arcs contre un point d'appui en tirant
perpendiculairement en sens inverse sur les extrémités de la courbe, le résultat est le même; dans les deux cas on tend à reporter la convexité du côté
de la concavité et dans aucun l'on n'arrive à produire directement des
courbures opposées à celles qui existent. La théorie et l'expérience sont
en opposition avec cette manière de voir. Et d'abord cherchons bien à
préciser en quoi diffère la flexion de la compression.

Le principe de la flexion et les appareils où je l'ai réalisé tendent à
tirer perpendiculairement, en sens contraire des courbures, sur les segmens des courbures, en se servant de ces segmens comme de bras de levier, dont le centre de mouvement est au sommet de chaque courbe et
dans l'articulation même qui est le centre de flexion de cette dernière.
On remarquera en effet que dans les appareils construits d'après ce principe, les brisures destinées à incliner les segmens des courbes à redresser ont leur centre de mouvement au niveau des articulations qui ont
présidé au degré le plus considérable de la déviation. Chaque courbure
pouvant être représentée par un angle dont les deux branches seraient
articulées à charnières, il en résulte que chacune des branches de cet
angle fait corps avec la brisure de l'appareil et que le seul point mobile
et libre est au sommet de l'angle ou de la courbure. Or, il est inutile
de rappeler que les vertèbres sont toutes unies entre elles par des
fibro-cartilages qui leur permettent jusqu'à un certain point d'être mobi-
lisées les unes sur les autres; il en résulte que toute courbe possède à
son sommet un point autour duquel les segmens supérieur et inférieur
peuvent être mis en mouvement et portés en sens contraire de la cour-

bure. Si l'on remarque que beaucoup de déviations ont leur courbure principale au niveau de la région dorso-lombaire, et répondent à l'articulation de la 11e avec la 12e dorsales, que j'ai démontrée être un des points spécialement mobiles de la colonne, on verra que le principe de la flexion et les appareils où je l'ai réalisée se trouvent merveilleusement servis par cette condition articulaire.

Que fait au contraire la compression latérale? Elle applique perpendiculairement sur le sommet des courbures des corps comprimans, des plaques, des liens destinés à repousser la saillie formée par leur convexité. Mais d'abord les forces sont employées directement sans le secours d'aucun bras de levier; de plus elles ne peuvent se servir de l'articulation où siége la difformité, parce que, quel que soit le moyen de compression, il ne peut être assez étroit pour ne comprimer qu'une articulation et être appliqué assez directement pour agir immédiatement sur elle. Ajoutons que tout effort de compression a en outre à vaincre le frottement du corps sur l'appareil, du moins dans les lits orthopédiques. S'il était besoin d'un exemple pour faire ressortir l'énorme différence qu'il y a entre les deux principes de la compression et de la flexion, j'en citerais un bien simple. Qu'il s'agisse, par exemple, de redresser la main fléchie sur l'avant-bras, la compression appliquera ses efforts sur l'articulation du carpe qu'elle cherchera à faire rentrer. Il faudra un certain effort, et cet effort provoquera une certaine douleur; par le principe de la flexion, au contraire, il suffira de prendre la main fléchie comme un bras de levier et de la ramener dans l'axe de l'avant-bras en se servant de l'articulation radio-carpienne comme de centre de mouvement à l'opération. Eh bien! ce qui se passe dans la flexion de la colonne au moyen des appareils à extension sigmoïde ou à simple flexion est exactement la même chose, si ce n'est que dans la colonne courbée, les articulations sont moins mobiles qu'au poignet, mais toute la différence n'est que dans le degré.

L'expérience confirme exactement les prévisions de la théorie. On a dit avec raison que l'extension parallèle combinée avec les pressions latérales n'avait jamais produit de redressement au-delà de la ligne droite. Le contraire est en effet impossible. Mais on a étendu cette affirmation aux appareils à extension sigmoïde et à flexion simple, parce qu'on avait confondu leur principe d'action avec celui des appareils à extension parallèle. Or, il suffira de faire remarquer qu'il est en effet possible de courber immédiatement la colonne en sens inverse des courbures qu'elle présente, pour répondre à l'objection d'une théorie mal fondée. Cette expérience, je l'ai pratiquée maintes fois avec le résultat que j'indique. Pour ceux qui ne l'ont pas vue et qui n'en comprendraient pas immédiatement la possibilité et la facilité, je dirai que certaines déviations dorso-lombaires très accentuées mais de nature musculaire, peuvent immédiatement être effacées et converties en courbures opposées au moyen d'une simple inflexion volontaire du tronc. L'action de l'appareil est absolument la même que celle des muscles dans le mouvement volontaire, c'est-à-dire que l'une de ses brisures fait fléchir le bassin et la portion inférieure de la colonne lombaire sur la colonne dorsale au moyen des articulations les plus mobiles. Ce qui a pu légitimer en apparence la négation de ce résultat, c'est la croyance où certaines personnes ont été que l'appareil s'annonçait comme devant produire instantanément des courbures opposées aux courbures existantes ; j'ai dit que ce résultat pouvait à la rigueur, dans un petit nombre de cas, être produit immédiatement ; mais dans les cas de déviations osseuses ou musculaires actives très prononcées, l'appareil ne fait que tendre graduellement vers ce résultat, et il serait aussi irrationnel qu'imprudent de lui demander davantage. Ajoutons d'ailleurs que pour un très petit nombre de cas où le redressement immédiat des courbures en sens inverse serait possible, le lit à extension sigmoïde n'est employé qu'à redresser graduellement en agissant en sens inverse des courbures et en tendant à produire des courbures opposées à ces dernières : mais il ne produit ce résultat que lorsque l'épine a déjà été ramenée à la ligne droite, et lorsqu'elle est assez flexible pour être courbée sans aucun inconvénient en sens inverse de la déviation qu'elle présentait.

Pour produire ces résultats d'une manière efficace, il est une circonstance sur laquelle l'expérience m'a beaucoup éclairé. Dans le principe, j'avais cru pouvoir mettre simultanément en jeu les différentes brisures de l'appareil et faire mouvoir en même temps les plateaux supérieur et inférieur. Cette pratique ne serait excusable avec les avantages qu'on en attend qu'à la condition que les points d'appui, contre lesquels s'appliquent les convexités des courbures, fissent une forte saillie vers le milieu de l'appareil, et ils ne pourraient le faire sans produire une compression assez considérable; dans le cas contraire, en ouvrant les deux plateaux de l'appareil, le corps se place en diagonale, mais la colonne se retrouve en ligne droite. Pour éviter l'un et l'autre de ces inconvéniens, je fais agir alternativement le plateau supérieur et l'inférieur dans le cas de déviations à deux courbures égales, ou bien je ne fais agir que l'un des deux exclusivement si la déviation n'est qu'à une seule courbure principale. Dans le premier cas, c'est-à-dire lorsqu'il y a deux courbures principales à peu près du même degré, je fais agir le plateau supérieur pendant la matinée, et l'inférieur dans l'après-midi.

Tels sont les appareils que j'ai imaginés pour opérer l'extension sigmoïde et la simple flexion de la colonne vertébrale. Avant de passer à des applications pratiques, on peut résumer de la manière suivante les avantages que cette méthode paraît présenter sur celles précédemment connues.

1° Elle emploie directement à redresser l'épine toutes les forces qu'elle met en œuvre : ainsi, point d'extension forcée, par conséquent point de tiraillemens inutiles, point d'action sur les courbures naturelles qu'elle ménage, et point d'affaiblissement après le traitement;

2° Elle agit de manière à étendre les parties comprises dans la concavité, en même temps qu'elle relâche et comprime celles qui correspondent à la convexité. Ainsi le côté des vertèbres, qui est le plus épais, tend à s'affaisser par la compression, tandis que le côté concave se développe et se remplit; les muscles et les ligamens du côté convexe sont mis dans le relâchement, pendant que ceux du côté concave sont soumis à des tractions utiles qui les empêchent de reproduire la courbe qui reparaît lorsqu'on ne fait que la ramener à la ligne droite.

3° Cette méthode a surtout pour résultat de combattre simultanément les phénomènes de la courbure et de la torsion de l'épine, en tendant à produire une torsion opposée à celle qui existe, comme elle produit une courbure en sens inverse de la courbure pathologique.

En un mot, on voit que la méthode, qui consiste à produire des cou -

bures artificielles en sens opposé de celles qui existent, a précisément
pour objet d'éviter les inconvéniens que j'ai signalés dans la méthode à
extension parallèle.

Cette méthode convient-elle à tous les cas de déviations latérales de l'épine
auxquelles les moyens mécaniques sont applicables? Doit-elle être constamment substituée à l'extension parallèle? Une appréciation analytique des
différentes circonstances où l'extension sigmoïde peut être employée, con-
duit naturellement à la connaissance des cas où ses applications cessent
d'être possibles, et je crois utile de les indiquer ici, afin de ne pas encourir
les reproches qu'on adresse à tous ceux qui sacrifient trop aisément les
acquisitions de l'expérience aux prétentions exclusives de tout moyen
nouveau. Or, il est certaines déviations latérales auxquelles l'extension
sigmoïde ne peut pas être appliquée, comme il en est aussi dans le traitement desquelles cette méthode doit être combinée avec l'extension parallèle, suivant certaines indications que je vais déterminer.

Lorsque la déviation a quatre courbures, principalement lorsque plusieurs se suivent immédiatement dans une même région, l'application de
l'extension sigmoïde est impossible, à moins de s'exposer à l'inconvénient
que j'ai déjà reproché à d'autres appareils d'augmenter une courbe en
cherchant à effacer une autre. La même impossibilité se représente lorsque les deux courbures occupent la région dorsale, ou sont trop rapprochées dans toute autre région. Dans ces cas, il faut se borner à l'extension
parallèle. Celle-ci est encore légitimement applicable dès le début du traitement, aux cas de courbures anciennes et très-prononcées, dans lesquelles la substitution de courbures artificielles aux courbures pathologiques
serait immédiatement impossible, tant à cause des résistances directes, principalement à la région dorsale, que pour ne pas exercer des
tractions trop brusques et trop violentes sur des parties réduites depuis
longtemps de volume, et privées de souplesse et d'élasticité, comme sont
les ligamens, les muscles et les cartilages compris dans la concavité des
anciennes courbures. Une extension trop directe, en pareil cas, pourrait
produire l'arrachement ou la rupture des parties, et il est plus ration-
nel, plus prudent d'y préluder par les tractions moins directes de l'extension parallèle.

§ III. — APPLICATIONS PRATIQUES.

Toute méthode thérapeutique se juge par l'expérience. Les considérations qui précèdent n'auraient qu'une faible autorité si la pratique n'avait sanctionné les promesses de la théorie. J'ai différé assez longtemps la publication de ce mémoire pour avoir eu le temps de recevoir de l'expérience tous les renseignemens et tous les perfectionnemens qu'elle serait susceptible de m'inspirer. Je dois l'avouer, tels mes appareils ont été conçus dans leur principe, tels ils sont restés depuis, à l'exception de quelques modifications très secondaires. Voici donc le résultat succinct des applications pratiques auxquelles j'ai eu occasion de me livrer.

Lorsque je communiquai mon mémoire à l'Académie royale de médecine, une commission composée de MM. Amussat, Double, Guersant, Pariset, Réveillé-Parise, Ribes et Lisfranc, fut chargée de suivre les applications de ma méthode. Dix sujets de différens âges atteints de déviations latérales de l'épine, de cause, de degré et de siége différens, furent mis en traitement sous les yeux de cette commission. Elle voulut bien suivre mes expériences avec zèle et intérêt. Après quatorze mois d'application des appareils, elle avait préparé un rapport dans lequel elle rendait compte des résultats dont elle avait été témoin. Le rapport avait été lu et adopté en commission; mais sur ma demande, et par des motifs de prudence que certains orages académiques n'ont que trop justifiés, il ne fut pas lu devant l'Académie. Je n'ai pas renoncé cependant à faire connaître les résultats des expériences authentiques dont la commission avait été témoin. Je ne puis mieux faire à cet égard que de reproduire textuellement la partie du rapport qui a trait à mes expériences.

« M. J. Guérin a admis dans son établissement, pour y être traités gratuitement, dix sujets du sexe féminin dont le traitement a commencé le 14 janvier 1836; trois de ces sujets ont été fournis par l'hospice des orphelins, avec l'assentiment du conseil d'administration des hôpitaux et de M. Kapeler, médecin de l'hospice; six autres ont été fournis par la consultation du bureau central des hôpitaux; elles étaient inscrites depuis plus ou moins longtemps sur les registres du médecin chargé de cette consultation ; la dixième a été présentée par notre honorable collègue M. Manry.

Voici l'histoire sommaire des difformités offertes par ces différens sujets avant le traitement, et l'énoncé des résultats obtenus.

Le premier est une petite fille âgée de six ans, nommée Joséphine Viel. Cette petite fille a été présentée à la consultation du bureau central des hôpitaux ; elle était atteinte depuis deux ans environ d'une déviation latérale de l'épine avec courbures des membres inférieurs et aplatissement latéral de la poitrine ; elle n'avait suivi aucun traitement. Examinée le 14 janvier 1836, elle offrait l'état suivant :

Déviation latérale dorsale à droite de 7 lignes de flèche avec trois courbures.

La courbure supérieure, dirigée à gauche et occupant les vertèbres cervicales et les 1res dorsales, avait 3 lignes de flèche.

La courbure moyenne à droite, occupant les dorsales moyennes, avait 5 lignes.

La courbure inférieure à gauche, occupant les dernières dorsales et les lombaires, avait 6 lignes.

La taille était de 36 pouces 2 lignes : la santé générale était chétive, il y avait rachitisme général.

Après quatorze mois de traitement, la colonne vertébrale était droite en apparence ; cependant il existait encore quelques traces de torsion des vertèbres.

Le sujet avait grandi de 2 pouces 7 lignes.

La santé générale était excellente.

Le second sujet est une petite fille âgée de 8 ans, appelée Louise Vachette. Elle s'est présentée à la consultation du bureau central, atteinte d'une déviation latérale à droite, datant de dix-huit mois environ. Elle n'avait subi aucun traitement. Examinée le 14 janvier 1836, elle nous a offert l'état suivant :

Déviation latérale dorsale moyenne à droite de 1 pouce de flèche, avec trois courbures.

Les courbures supérieure et inférieure étaient presque insensibles à la direction des apophyses épineuses.

La hauteur de la taille était de 40 pouces 10 lignes, et la santé faible.

Après quatorze mois de traitement, la déviation était réduite à 1 ligne environ.

La taille avait grandi de 2 pouces 3 lignes.

La santé était excellente.

Le troisième sujet est une petite fille âgée de 8 ans 1/2, appelée Marie Johannot ; elle a été présentée à la consultation du bureau central, atteinte d'une déviation latérale dorsale à gauche, avec courbures rachitiques des membres et aplatissement latéral de la poitrine. La déviation datait de la naissance et s'était accrue considérablement jusqu'à l'âge de 6 ans; depuis cette époque elle était restée stationnaire. Examinée le 14 janvier 1836, elle nous a offert :

Une déviation latérale dorsale moyenne à gauche de 9 lignes de flèche, avec quatre courbures et torsion très considérable de la colonne.

La première courbure occupait les dernières cervicales et la première dorsale, flèche 2 lignes.

La seconde s'étendait de la 2ᵉ à la 8ᵉ dorsale, flèche 7 lignes.

La troisième de la 7ᵉ dorsale à la 2ᵉ lombaire, flèche 2 lignes.

La quatrième occupant le reste de la colonne était insensible à la direction des apophyses épineuses.

La surface dorsale de ce sujet était très irrégulière et l'aspect général annonçait une difformité très ancienne et très profonde.

La taille était de 37 pouces.

La santé générale mauvaise.

Après quatorze mois de traitement la déviation n'avait diminué que de moitié.

La taille avait grandi d'un pouce seulement.

La santé générale s'était considérablement améliorée.

Le quatrième sujet est une petite fille âgée de neuf ans, née à Tivoli (Italie), appelée Charlotte Olivieri, fille d'un général italien réfugié. Elle a été présentée à la consultation du bureau central des hôpitaux, atteinte d'une déviation latérale de l'épine datant de 4 à 5 ans environ, et qui n'avait cessé de faire des progrès depuis cette époque. Examinée le 14 janvier 1836, elle nous avait offert :

Une déviation latérale dorsale supérieure à droite de 1 pouce 3 lignes de flèche, avec quatre courbures dont la première et la dernière étaient presque insensibles à la direction des apophyses épineuses.

La seconde courbure située à droite et occupant les 2e à 7e dorsales avait 10 lignes de flèche.

La troisième comprenant les 5 dernières dorsales et les deux premières lombaires avait 8 lignes.

La hauteur de la taille était de 43 pouces.

La santé générale était bonne; il n'y avait aucune autre difformité.

Après quatorze mois de traitement, la colonne était entièrement droite, il ne restait qu'un peu de différence entre la saillie des deux épaules (1).

La taille s'était accrue de 3 pouces.

La santé générale était très bonne.

Le cinquième sujet est une jeune fille âgée de 12 ans, nommée Joséphine David. Cette jeune fille offrait une inclinaison très considérable de la tête à gauche, avec rotation à droite (torticolis), et deux courbures de la colonne, faisant suite à la difformité du col. Cette affection s'était développée à la suite d'abcès scrofuleux dont les cicatrices avaient produit la rétraction de la peau et des muscles sterno-mastoïdien et peaucier gauches; la difformité était considérable et le côté gauche de la tête touchait presque le sommet de l'épaule du même côté.

La santé générale du sujet était très mauvaise : il y avait depuis plusieurs mois une opthalmie scrofuleuse très intense pour laquelle le sujet était traité à l'hospice des orphelins dans la division des scrofuleux.

Après quatorze mois de traitement la tête était entièrement redressée : les deux côtés de la face par leur défaut de symétric rappelaient encore la difformité; mais l'axe de la tête et du col se confondait parfaitement avec l'axe de la colonne ; les courbures supplémentaires de l'épine avaient entièrement disparu, et la santé générale était excellente.

Le sixième sujet est une seconde orpheline appelée Victoire Prévost, âgée de 12 ans, demeurant à l'hospice des orphelins. Elle était atteinte

---

(1) Depuis cette époque, la jeune Olivieri a fait une maladie grave, à la suite de laquelle une partie de sa difformité a reparu, mais quelques mois de traitement suffiront pour rétablir la guérison.

depuis trois ans environ d'une déviation latérale dorsale inférieure à gauche. Cette déviation, examinée le 14 janvier 1836, avait 8 lignes de flèche et se composait de trois courbures.

La courbure supérieure à droite, occupant les 7 premières dorsales, avait 3 lignes de flèche.

La seconde à gauche, occupant les 5 dernières dorsales et les deux premières lombaires, avait 7 lignes.

La troisième, occupant les dernières lombaires, avait 3 lignes.

La hauteur de la taille était de 47 pouces.

Après quatorze mois de traitement l'épine était parfaitement droite; les deux parties latérales du dos étaient complètement symétriques, et la taille s'était accrue de 3 pouces 2 lignes.

Le septième sujet est une troisième orpheline appelée Elisa Geoffroy ; cette jeune fille, âgée de 14 ans, était atteinte depuis sa naissance d'une déviation latérale dorso-lombaire à droite , accompagnée d'un pied-bot postérieur très considérable (1).

Cette déviation, examinée le 14 janvier 1836, avait 12 lignes de flèche et 3 courbures.

La courbure supérieure à convexité gauche occupait les six premières vertèbres dorsales et avait 3 lignes de flèche.

La courbure moyenne, à droite, occupant les six dernières dorsales et les deux premières lombaires, avait 8 lignes de flèche.

La troisième, à gauche, occupant le reste de l'épine, avait 4 lignes de flèche.

Après quatorze mois de traitement, il n'existait plus aucune trace de difformité.

Le huitième sujet est la jeune fille présentée par M. Manry. Elle est âgée de 12 ans, et s'appelle Julie Galiet. Elle était atteinte depuis 15 mois environ d'une déviation latérale survenue à la suite d'une longue maladie intestinale. Examinée le 14 janvier 1836, elle nous avait offert :

____

(1) J'ai fait chez le même sujet, et à la même époque, la section du tendon d'Achille, du long fléchisseur du gros orteil et d'une portion de l'aponévrose plantaire. La guérison du pied-bot a été constatée par la Commission de l'Académie des sciences ainsi qu'elle l'a relaté dans son rapport.

Une déviation latérale dorso-lombaire à gauche de 9 lignes de flèche avec trois courbures.

La première à gauche occupait les dernières cervicales et les deux premières dorsales : sa flèche était de 3 lignes.

La seconde à droite s'étendait des 3° à 9° dorsales. Sa flèche était de 5 lignes.

La troisième et principale à gauche occupait les dernières dorsales et les lombaires, sa flèche était de 7 lignes,

La hauteur de la taille était de 50 pouces.

La santé générale faible.

Après 14 mois de traitement, la colonne était complètement redressée; M. Manry s'est assuré directement il y a déjà 8 mois de la guérison du sujet. Depuis cette époque que la colonne est redressée, elle est restée parfaitement droite.

La santé générale s'est beaucoup fortifiée.

La taille avait gagné 3 pouces 5 lignes.

Le neuvième sujet est une jeune fille de 14 ans, appelée Cécile Eteitz. Elle a été présentée à la consultation du bureau central des hôpitaux. Elle était atteinte d'une déviation latérale de l'épine, avec aplatissement latéral de la poitrine. Ces deux difformités, qui dataient de 2 à 3 ans, avaient été précédées dans l'enfance de courbures des membres.

Examinée le 14 janvier 1836, elle nous a offert :

Une déviation latérale à gauche dorso-lombaire, de 1 pouce de flèche, avec 3 courbures.

La première, située à droite, comprenant les 6 premières dorsales, avait 3 lignes de flèche.

La seconde et principale à gauche, occupant les 6 dernières dorsales et les trois premières lombaires, avait 6 lignes.

La troisième à droite, occupant les dernières lombaires, n'était appréciable que par la torsion.

La taille était de 49 pouces 3 lignes.

La santé générale très faible.

Après 14 mois de traitement, il n'existait plus aucune trace de la déviation : les courbures avaient disparu et les deux moitiés du dos étaient parfaitement symétriques.

La taille avait gagné 4 pouces 1 ligne.

La santé générale était devenue robuste.

Le dixième sujet est une jeune fille de 17 ans, appelée Eugénie Drouard. Elle s'était présentée à la consultation du bureau central des hôpitaux dès l'année 1834. Elle était atteinte d'une déviation de l'épine au 3e degré avancé, avec gibbosité très considérable. Cette difformité datait de 9 à 10 ans et était survenue à la suite d'un coup violent reçu dans le dos. Examinée le 14 janvier 1836, elle nous avait offert :

Une déviation latérale dorsale moyenne à droite de 19 lignes de flèche avec gibbosité très considérable, et trois courbures.

La première, à convexité gauche, occupait les dernières cervicales et les 3 premières dorsales, elle avait 5 lignes de flèche.

La seconde et principale, à convexité droite, s'étendait de la 4e dorsale à la première lombaire; elle avait 15 lignes de flèche.

La troisième, à convexité gauche, occupait les 4 dernières lombaires et avait 10 lignes de flèche.

La hauteur de la taille était de 58 pouces.

La santé générale était bonne.

Après 14 mois de traitement, il y avait eu une amélioration sensible. La flèche de la déviation était réduite à 12 lignes.

La première courbure était presque entièrement effacée.

La seconde réduite à 10 lignes.

La troisième à 5 lignes.

La gibbosité avait diminué proportionnellement de saillie.

La taille avait gagné 2 pouces 1 ligne.

La santé générale était excellente.

Les dix observations dont nous venons de présenter l'analyse sommaire, disait M. le rapporteur, peuvent se résumer comme il suit :

Sous le rapport du traitement de la difformité il y a eu :

5 guérisons complètes,

2 à peu près complètes,

2 améliorations considérables,

1 amélioration légère.

Parmi les sujets complètement guéris, il s'en est trouvé plusieurs dont le traitement était terminé depuis quelques mois, notamment la jeune fille présentée par M. Manry ; mais la commission n'ayant constaté leur guérison qu'après 14 mois de traitement, elle a dû prendre ce terme pour la durée authentique du traitement.

Sous le rapport de l'influence sur la santé générale, aucune n'a éprouvé ni accident ni gêne ; les cinq qui étaient plus ou moins malades avant d'être traitées avaient recouvré complètement la santé à la fin du traitement, et toutes en général se portaient mieux qu'auparavant. Ce résultat n'est pas sans doute l'effet de l'action des appareils, mais il tend à prouver que leur application ne donne lieu à aucun inconvénient et n'exerce aucune influence fâcheuse sur la santé. On remarquera d'ailleurs que le traitement de ces sujets n'a pas consisté seulement dans l'emploi des machines, mais dans l'association des machines à la gymnastique, et aux médications internes et externes appropriées à la nature de leurs difformités. C'est là ce qui différenciera toujours les traitemens dirigés par les médecins éclairés auxquels une expérience raisonnée a appris à combiner sagement l'emploi des moyens mécaniques, qui ne s'adressent guère qu'à la lésion locale, avec les moyens hygiéniques et médicamenteux, qui combattent les dispositions sous l'influence desquelles la maladie s'est développée. »

Je n'ai rien à ajouter aux remarques de la commission de l'Académie. Indépendamment des expériences que je viens de rapporter, j'en pourrais citer un très grand nombre qui n'ajouteraient rien à l'autorité de ce résultat. Je me borne à dire que depuis quatre ans bientôt mes appareils à extension sigmoïde et à simple flexion ont constamment été appliqués dans mon établissement de la Muette, et toujours avec un succès subordonné à la cause, au degré, au siége, et à toutes les circonstances personnelles de la difformité. Ces appareils sont maintenant usuels dans ma pratique : j'en ai combiné l'usage avec celui des appareils à extension parallèle à double brisure d'après le système de Shaw. Jusqu'ici aucun moyen ne me paraît plus efficace, plus sûr, d'une application plus facile et d'un usage plus général. Ainsi qu'on l'a vu par les réflexions empruntées au rapport de la commission de l'Académie, je n'ai pas la prétention de me passer d'aucun des moyens qui doivent composer la thérapeutique générale des difformités. L'extension sigmoïde et la flexion ne constituent que l'élément mécanique de ce traitement, auquel doivent concourir, dans leurs limites respectives, la gymnastique, les frictions, les fumigations, les médications internes, le régime, en un mot tous les agens capables de remplir les indications si nombreuses et si complexes du traitement des difformités. L'orthopédie est à mes yeux une branche essentielle de la médecine et de la chirurgie, qui exige de la part de celui qui la pratique toutes les connaissances de la médecine et de la mécanique appliquées à l'anatomie et à la physiologie. Il est inutile de m'arrêter à cette proposition, car je montrerais que nulle part, autant que dans le traitement des difformités du système osseux, il n'est plus indispensable d'apporter cet esprit d'analyse philosophique, qui apprend à chaque pas à se défier des méthodes absolues, et rencontre à chaque fait une nouvelle preuve de l'inépuisable variété des combinaisons de la nature, et par conséquent l'indication d'une thérapeutique aussi souple et aussi variée que les accidens morbides qu'elle est destinée à combattre ; je montrerais en effet que là les diverses formes morbides, quoique produites souvent par une même cause, ont des élémens différentiels qui ne permettent pas de les confondre ; que les circonstances qui, dans d'autres maladies, ne constituent que des effets mobiles, transitoires, secondaires, et n'impliquant aucune modification à leur traitement, deviennent, dans les difformités, par leur permanence, leur siége, leur direction et leur degré, autant d'indications thérapeutiques importantes, qui prennent la consistance d'indications principales, à côté de celles non moins importantes qui sont fournies par la cause, la nature et les effets généraux des mêmes difformités.

Mais cette question, que je me borne à soulever, pour montrer à quelle condition je me suis voué à la spécialité scientifique de l'orthopédie, est trop générale et trop étendue pour être traitée en cette circonstance avec les développemens qu'elle comporte.

PLANCHE I.

Cette planche représente l'appareil à extension sigmoïde pour le traitement des déviations latérales de l'épine.

Figure 1. — Vue de face de l'appareil, le sujet fixé dessus.
    1. 1. 1. Bâtis en bois supportant.
        2. Un châssis fixe, principal, en fer.
    3. 3. 3. Coussins appliqués sur trois châssis, dont le supérieur et l'infé-
            rieur mobiles.
        4. Casque.
        5. Plaque supérieure d'appui et de pression latérale.
    6. 6. Manivelles, supérieure à gauche, inférieure à droite, pour mobi-
            liser latéralement, en sens opposés, les deux plateaux supé-
            rieur et inférieur, au moyen de
    7. 7. Deux mouvemens d'engrenage.
        8. Courroie destinée à maintenir le tronc en rapport avec le pla-
            teau supérieur pendant le mouvement de déviation de ce der-
            nier.
        9. Pupitre mobile de haut en bas et d'avant en arrière.
     10. Collier maintenant la tête.
     11. Ceinture faisant la contre-extension.
     12. Ressort propre à rendre l'extension élastique.
     13. Caisse annexée à l'appareil.
Figure 2. — Vue perspective du même appareil.
    1. 1. Plateaux supérieur et inférieur inclinés sur
        2. Plateau moyen fixe.
        3. Casque incliné en sens inverse du plateau supérieur.
    4. 4. Plaques d'appui supérieure et inférieure.
Figure 3. — Coupe verticale de l'extrémité supérieure de l'appareil vue en
            arrière, laissant apercevoir le système d'engrenage pour la
            mise en mouvement du plateau supérieur.
        1. Cremaillère mise en mouvement par
        2. Pignon horizontal correspondant à
    3. 3. Roues d'angles mises en mouvement par
        4. Manivelle fixée à
        5. Arbre de couche.
Figure 4. — Seconde coupe verticale, faite entre le plateau moyen, fixe, et le
            plateau inférieur, laissant voir de profil les deux plaques
            d'appui, munies de leurs accessoires.
Figures 5 et 6. — Coupe verticale et plan d'une plaque d'appui, offrant les élé-
            mens de son double mouvement de compression et de soulève-
            ment.
Figure 7. — Plan du châssis supérieur, avec l'articulation en tête de compas
            du casque sur ce châssis.

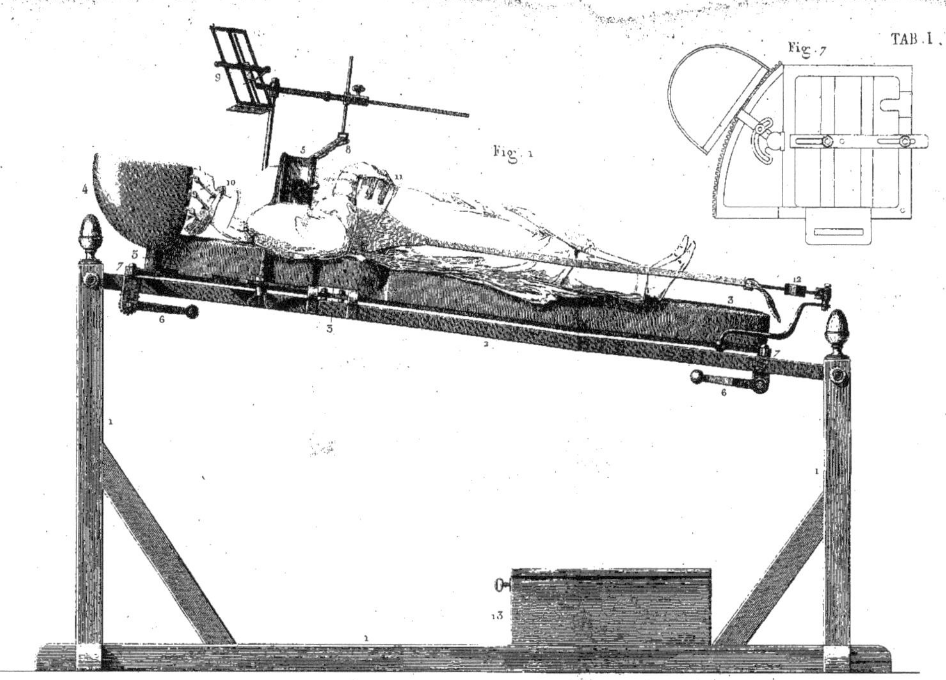

TAB. I.
Fig. 7
Fig. 1
Fig. 3
Fig. 4
Fig. 5
Fig. 6

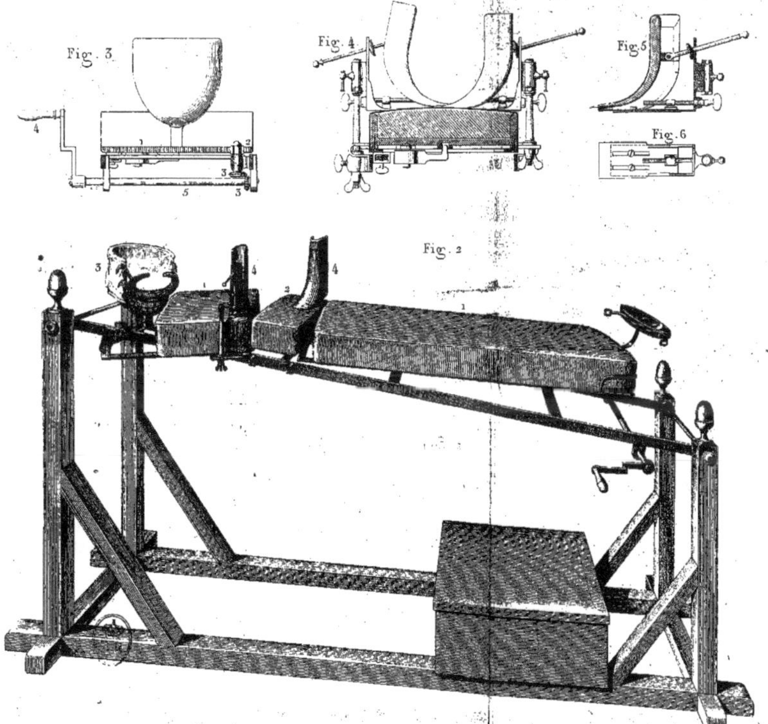

Fig. 2
Medard. del.
Petitcolin sc.

PLANCHE II.

Cette planche représente le plan de l'appareil à extension sigmoïde et de l'appareil à flexion, avec et sans coussins.

Figure 1. — Plan de l'appareil, ouvert en haut et en bas.
1. 1. 1. 1. Bâtis en bois.
    2. 2. Coussins recouvrant les deux châssis mobiles.
       3. Coussin fixe.
       4. Casque garni de son collier.
   5. 5. Bords des châssis supérieur et inférieur mobiles, dépassant les coussins qui les recouvrent, destinés à être reçus sous le coussin fixe pendant que l'appareil est au repos.
    6. 6. Plaques d'appui.
      7. Pupitre.
      8. Ressort destiné à rendre l'extension élastique.
Figure 2. — Plan du même appareil dégarni de ses coussins et autres accessoires.
1. 1. 1. 1. Bâtis en bois.
2. 2. 2. 2. Châssis fixe en fer.
   3. 3. Deux barres de fer transversales supportant le coussin fixe.
   4. 4. Châssis mobile supportant le coussin supérieur.
     3. Coulisse pratiquée dans une plaque de fer horizontale, pour le glissement de la plaque d'appui supérieure.
    6. 6. Châssis mobile inférieur.
7. 7. 7. 7. Mouvemens d'engrenages et manivelles pour mettre en mouvement les coussins supérieur et inférieur.
     8. Barre de fer longitudinale, fixée au châssis mobile supérieur, glissant sur deux pitons reçus dans des coulisses pratiquées à ses deux extrémités et destinée à supporter le casque.
     9. Ressort destiné à rendre élastique l'extension de la partie supérieure du tronc au moyen du glissement de bas en haut de la barre 8.
  10. 10. Centres de mouvement des châssis mobiles.
  11. 11. Crémaillères en rapport avec les centres 10.
Figure 3. — Plan de l'appareil à flexion garni de ses coussins.
    1. 1. Coussins supérieur et inférieur, échancrés et mobiles autour de
      2. Coussin fixe et circulaire.
      3. Casque.
4. 4. 4. 4. Double système d'engrenage, permettant la déviation des châssis dans les deux sens.
Figure 4. — Plan du même appareil dégarni de ses accessoires.
    1. 1. Bâtis en bois.
    2. 2. Châssis fixe en fer.
    3. 3. Barres supportant le coussin du milieu.
    4. 4. Chemins pour le roulement de
    5. 5. Châssis mobile supérieur et de
    6. 6. Châssis inférieur.
7. 7. 7. 7. Double système d'engrenage pour la déviation des châssis dans les deux sens.
     8. Tige longitudinale fixée au châssis mobile supérieur, destinée à supporter le casque et permettant un certain degré d'extension élastique au moyen de
     9. Ressort.
   10. Centre de mouvement des châssis mobiles.

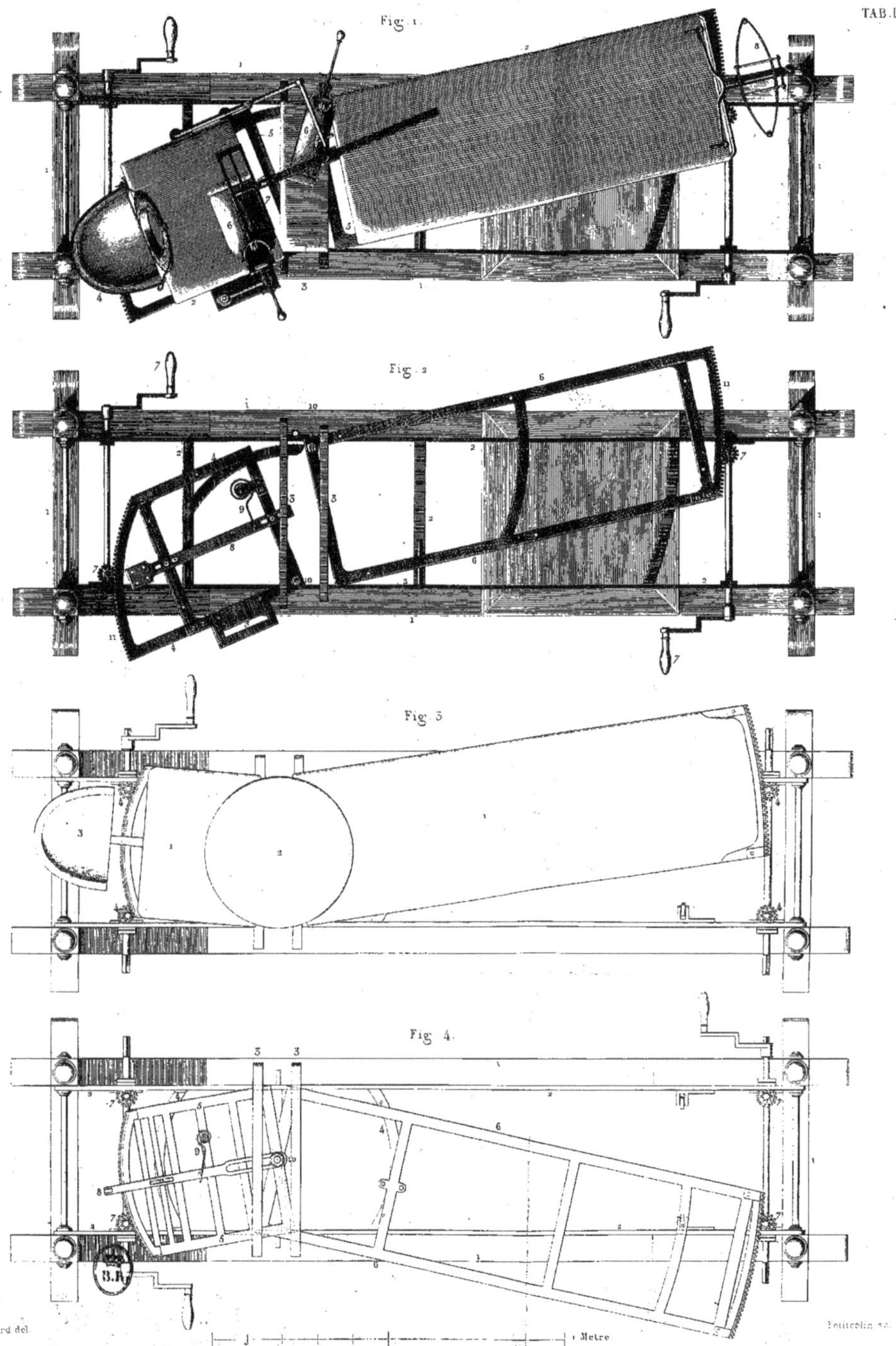

Fig. 1
Fig. 2
Fig. 3
Fig. 4
Modard del.
Petitcolin sc.
Metre